Sue.

*Notice
sur
Peyrilhe*

NOTICE

SUR

QUELQUES MANUSCRITS

De feu Bernard PEYRILHE.

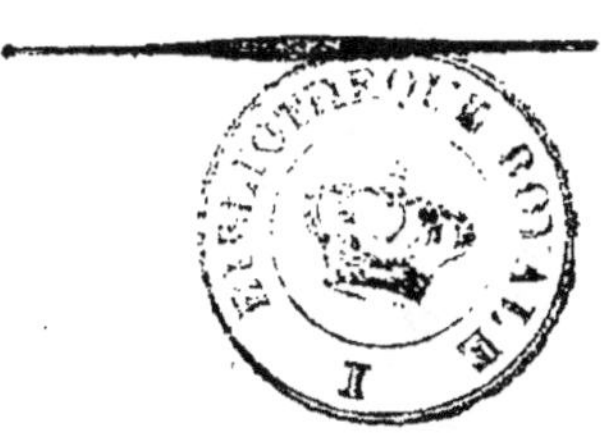

NOTICE

Sur quelques manuscrits de feu BERNARD PEYRILHE, *professeur de matière médicale, à l'école de médecine de Paris, publiés par* P. SUE, *professeur, bibliothécaire et trésorier de ladite école.*

L'éloge de ce professeur, prononcé par M. Chaus-sier (1) dans son discours d'inauguration, pour la dis-tribution des prix aux élèves et la rentrée des cours de l'Ecole de Médecine, discours qui sera incessamment imprimé, nous dispense de donner ici aucun détail sur la vie et les ouvrages de Bernard Peyrilhe. Le profes-seur Chaussier a rendu justice à l'excellence des travaux littéraires de son collègue ; mais la multiplicité des sujets dont il avoit à s'occuper, ne lui a permis que de citer les manuscrits laissés par Peyrilhe. C'est une omission que nous entreprenons de réparer, en partie, dans la notice suivante (2).

---

(1) Le 28 brumaire an 13.

(2) J'avois le premier jeté quelques fleurs sur la tombe de notre collègue ; que j'ai connu particulièrement, dès son admission dans le ci-devant collége de chirurgie de Paris, et dont j'ai toujours cultivé l'amitié. Personne, peut-être, plus que moi, n'a été en état d'apprécier ses talens, ses qualités, et même ses défauts ; car qui est-ce qui en est exempt ? *Optimus ille est qui minimis urgetur*, a dit Horace. Je n'ai fait ni ne ferai aucun usage de ce premier tribut de reconnoissance, payé à la mémoire d'un confrère esti-mable, qui a honoré son siècle et la profession qu'il avoit embrassée.

A

Je commence par donner le rapport que j'ai lu à l'académie de chirurgie (1) , sur le troisième volume manuscrit de l'Histoire de la Chirurgie (2). J'ai cru qu'en attendant l'impression de l'ouvrage même , ce rapport intéresseroit ceux qui connoissent le second volume de l'Histoire de la Chirurgie. On y verra que l'auteur , fidèle à son plan , l'a beaucoup enrichi , et est parvenu à le conduire jusqu'au milieu du 16°. siècle , c'est-à-dire jusqu'au siècle où a vécu le grand restaurateur de la chirurgie française , le célèbre *Paré*.

1°. Chargés par l'Académie, M. Baudelocque et moi, de lui faire un rapport sur le troisième volume manuscrit de l'Histoire de la Chirurgie par M. Peyrilhe, nous avons cru que la meilleure manière de justifier le jugement que nous en portons étoit de mettre l'académie elle-même, par une courte analyse, en état d'apprécier le travail de l'auteur.

Marquer tous les pas que l'art a faits , soit qu'ils le rapprochent , soit qu'ils l'éloignent de la perfection ; annoncer en quel tems et par qui il fut hâté ou retardé dans sa marche ; faire connoître les découvertes véritablement originales ; présenter les vues propres de chaque auteur avec les inductions les plus remarquables qu'il tire de ses principes et de ceux de ses prédécesseurs ; disposer les inventions dans l'ordre chronologique qui appartient à chacune ; en donner une idée plus ou moins étendue, suivant le degré de mérite qu'elles ont ; indiquer au lecteur, qui sait qu'elles existent, où elles se

---

[1] 12 mai 1791.

[2] On sait que Dujardin est auteur du premier volume, et que Peyrilhe a composé le second.

trouvent , afin de lui épargner la peine de les chercher ; montrer comment une découverte a donné naissance à d'autres découvertes ; déterminer le tems , le
lieu , les circonstances où ont vécu leurs auteurs , en
recueillant les traits les plus intéressans de leur vie ;
voilà le plan qu'a suivi Peyrilhe , dans le second volume de l'Histoire de la Chirurgie ; voilà celui qu'il a
également suivi dans le manuscrit que nous allons
analyser (1).

Le second volume de l'Histoire de la Chirurgie
comprend ses progrès depuis Celse jusqu'à Galien ;
dans le sixième livre, qui finit ce volume, Peyrilhe examine l'état de la chirurgie , depuis Galien jusqu'à Paul
d'Egine , c'est-à-dire depuis le règne de Marc-Aurelle
jusqu'à la prise d'Alexandrie par les Sarrazins. Dans le
livre VII , qui commence le troisième volume , l'auteur considère l'état et la décadence de cette science ,
depuis la prise d'Alexandrie , vers l'an 64 , jusqu'à la
fin du 16e. siècle.

Plus l'Histoire de la Chirurgie approche de notre
tems , plus sans doute elle a d'intérêt pour nous , plus
aussi les monumens, qui constatent son authenticité,
sont certains et appuyés sur des bases solides et dura-
bles. Dans un tableau succinct , mais tracé avec clarté
et précision, de l'état des arts et des sciences à l'époque dont nous parlons , Peyrilhe présente les pertes
immenses qu'elles ont faites par l'incendie de plusieurs
bibliothèques, et sur-tout de celle du temple de Séra-

____

(1) Ce manuscrit est composé de plus de mille pages
d'écriture , ce qui paroit devoir suffire pour la formation
d'un volume in-4.

A 2

pis, dont le nombre des volumes alloit, suivant les uns, à quatre cent mille, et suivant les autres, à sept cent mille. L'auteur fait à ce sujet la remarque, en faveur de ses jeunes lecteurs, que les rouleaux des anciens, appelés volumes, si peu ressemblans aux nôtres par la forme, leur ressembloient encore moins par la quantité de matière qu'ils contenoient. Pour se former une juste idée de l'étendue des volumes anciens, il suffit de savoir, dit Peyrilhe, que les métamorphoses d'Ovide, contenues aujourd'hui dans un petit in-12, remplissoient autrefois quinze volumes.

Afin de répandre quelque lumière sur l'obscurité qui couvre les anciennes écoles de médecine, l'auteur réunit le peu de monumens qui nous sont restés, pour éclairer l'enseignement général chez les peuples les plus reculés de l'antiquité, et il parcourt les établissemens formés à ce sujet par les Egyptiens, les juifs, les Grecs et les Romains. Il paroît qu'en général chez les anciens le gouvernement ne s'occupoit pas d'une manière particulière des gymnases littéraires. L'homme alors, qui se sentoit le talent nécessaire pour réussir dans l'enseignement, ouvroit une école qu'il transmettoit, à la fin de sa carrière, à celui de ses disciples qu'il jugeoit le plus digne de lui succéder. C'est ainsi qu'aujourd'hui on voit nos professeurs particuliers transmettre leur amphithéâtre, avec une portion plus ou moins grande de leur célébrité. C'est ainsi qu'Hippocrate légua sa science à Polybe son gendre; que Platon, Aristote, Libanius et autres se choisirent leurs successeurs; et que Lycon, qui succéda par testament à Straton, chargea ses amis de nommer le sien après sa mort.

Galien nous apprend que les médecins de l'école

d'Alexandrie, au septième siècle, n'étoient pas plus instruits dans la pratique de la médecine, que l'empyrique
ignorant formé par l'exercice seul. C'est pourtant au milieu d'eux que parut P. d'Egine, cet écrivain judicieux
qui sut mettre à profit les préceptes d'Hippocrate et de
Celse ; qui fit toujours le meilleur choix , parce qu'il
sut toujours prendre pour guide sa propre expérience ;
qui quelquefois s'écarta de ses modèles., et substitua à
leur doctrine les résultats de ses longs travaux , de ses
propres découvertes ; qui enfin compila moins qu'il ne
composa , d'après un plan qui n'appartenoit qu'à lui.
Peyrilhe lui assigne la première place après Galien.
Comme écrivain en médecine, il balance , dit-il,
Celse, et le surpasse comme écrivain en chirurgie. C'est
pour justifier ce jugement , et faire connoître tout le
talent de Paul d'Egine , et le mérite de ses ouvrages,
que Peyrilhe réunit dans un seul faisceau les améliorations qu'il a portées dans l'art de guérir. Ce qu'il a
écrit sur les noyés et les asphixiés , donne lieu à une
digression très-intéressante sur les secours qu'administroient les anciens aux personnes qui se trouvoient
dans cet état.

L'histoire de la castration chez les anciens et chez
les modernes offre des détails curieux , et qu'on chercheroit en vain ailleurs. C'est dans son livre , sur l'exsection du fœtus, que Paul d'Egine justifie la qualification d'accoucheur, qu'il reçut de ses contemporains, et
qui établit parmi les médecins grecs son caractère distinctif. Peyrilhe fait à ce sujet la remarque qu'à juger
Paul d'Egine d'après l'idée que nous avons aujourd'hui
des fonctions de l'accoucheur, il ne justifieroit point
sa qualification ; mais qu'il en est autrement, si on

(6)

considère l'accoucheur tel qu'il fut autrefois ; ce qu'il
prouve par l'extrait de ce qu'il a écrit à ce sujet.

En traitant de l'opération césarienne adoptée par
P. d'Egine, Peyrilhe examine son origine, les motifs qui
ont déterminé à l'entreprendre, comment, après l'avoir
conseillée d'abord seulement sur la femme morte, on a
pu se résoudre à la conseiller sur la femme vivante.

Le siècle où vivoit Charlemagne fournit peu de choses
à l'histoire de la chirurgie. Les efforts de ce prince pour
chasser l'ignorance furent inutiles, les moines se main-
tinrent dans la possession de l'enseignement et de la
pratique de la médecine; et les ecclésiastiques aux
neuvième, dixième et onzième sciècles, étant à-peu-
près les seuls qui sussent lire, durent être aussi les
seuls qui purent puiser . dans les écrits sur l'art , les
moyens de guérison qu'ils renferment.

« Nous ne recueillerons pas ici, dit Peyrilhe, l'aride
et sèche nomenclature d'une multitude de ministres
des autels qui cultivèrent la médecine dans les Gaules
depuis le quatrième siècle jusqu'au quatorzième; la
liste, ajoute-t-il, en seroit trop longue , et n'auroit
pas même, au défaut de l'instruction, le mérite de l'a-
grément. On y verroit des abbés, des évêques , des
cardinaux, et même quelques papes, qui, avec beaucoup
de talens pour leur siècle , n'enfantèrent aucune pro-
duction utile pour l'art de guérir , et dont les compila-
tions et recueils de recettes sont perdus depuis long-
tems , ou sont restés ensevelis dans la poussière des
bibliothèques claustrales ».

Depuis Paul d'Egine jusqu'à Nicette , écrivain du
onzième siècle , l'Empire d'Orient n'offre pas un seul
médecin qu'on puisse placer avec honneur dans l'his-

toire de la chirurgie. On ne devoit pas sans doute s'at-
tendre que les mêmes barbares, qui avoient pris les
mesures les plus réfléchies pour étouffer jusqu'au sou-
venir des sciences, transmises à des peuples qui n'a-
voient pas su les conserver, seroient ceux qui feroient
naître le crépuscule du jour inespéré qui leur rendroit
la vie et la splendeur, dont elles jouissoient auparavant;
c'est cependant ce qui est arrivé. Les Arabes recueil-
lirent les foibles restes des sciences qu'ils n'avoient pu
détruire, et les transmirent aux peuples d'Europe pré-
parés pour les recevoir. Vers la fin du huitième siècle,
les Califes, songeant à conserver leurs conquêtes, cru-
rent qu'un des moyens à employer étoit de protéger
les sciences et les arts ; la médecine fut une des
premières qu'ils accueillirent, en accordant des honneurs et des distinctions à ceux qui l'exerçoient.

Les Perses, les Chrétiens et même les Juifs furent
suivant Peyrilhe, les canaux principaux qui portèrent
la médecine chez les Arabes ; ce qu'il prouve par l'histoire de cette science chez ces peuples. Après avoir
fait voir comment elle passa chez les Arabes, il suit
sa marche dans les dégradations qu'elle éprouva, et la
conduit en Espagne, en Italie et de là en France, où
elle végéta jusqu'à la renaissance des lettres au seizième siècle. Un coup-d'œil sur la profession et le caractère des médecins arabes lui fournit l'occasion de
rapporter des anecdotes très-curieuses et très-intéres-
santes.

Avant de passer à l'examen des ouvrages de ces
médecins, il fait quelque réflexion sur la manière dont
ils exerçoient la médecine ; il fait voir que le talent, le
goût et d'autres circonstances, que nous ne sommes plus

à portée d'apprécier, attachoient à la chirurgie certains médecins d'une manière plus particulière que les autres : tels étoient les chirurgiens dont Rhazi parlé en cent endroits avec distinction, qu'il appelle ses confrères, et de qui il convient avoir beaucoup appris. Avenzoar distingue le médecin-chirurgien du simple médecin. C'est celui-là qu'il veut qu'on appelle, lorsqu'il s'agit de grandes opérations, parce que lui seul possède les connoissances anatomiques nécessaires pour opérer avec sûreté. Avenzoar fait en même-tems la remarque que cette classe de médecins-chirurgiens étoit alors fort peu nombreuse, tandis que celle des médecins qui, suivant son expression même, *ne guérissent qu'avec des mots*, étoit fort abondante.

Mesjué, Rhazi, Avicenne, Avenzoar, Jamholi, Cuna-Murali, Albucasis, tels sont les auteurs arabes dont Peyrilhe analyse les ouvrages avec cette clarté, cette précision qui caractérisent le style du second volume de l'histoire de la Chirurgie. Nous n'hésitons pas à prononcer que l'appréciation des travaux médicaux et chirurgicaux de ces auteurs est faite de main de maître.

Avant de quitter les médecins qui se distinguèrent dans le cours de six siècles chez les Sarrazins, Peyrilhe traite d'une difformité particulière appelée aujourd'hui *lèpre des Arabes*, et s'attache à établir que cette maladie est différente de celle appelée par les Grecs et les Latins *elephantiasis*. Il considère la lèpre dans les différens tems qu'elle a parcourus ; il discute les différens moyens qu'on a employés pour la détruire. Ses recherches à cet égard sont aussi utiles que savantes.

Les médecins arabes ne tardèrent pas à donner aux

Siciliens le desir d'étudier , de connoître un art dont ils éprouvoient les bienfaits, et peut-être leur en fournirent-ils l'occasion en ouvrant des écoles particulières en Italie. Salerne étoit alors une ville considérable; sa situation agréable , son port commode pour entretenir une communication nécessaire avec les Arabes d'Afrique et d'Espagne, appelèrent dans ses murs les principales forces des vainqueurs , leurs principaux officiers et avec eux les médecins grecs , juifs , arabes , qui avoient suivi les drapeaux de leurs conquérans. Ainsi naquit , suivant la plus commune opinion, la fameuse école de Salerne , la première de ce genre ouverte en Europe , et le modéle de toutes les universités que les siècles suivans ont vu se former dans les principales villes où les sciences furent cultivées.

L'organisation du collége de Salerne est décrite avec la plus grande exactitude dans l'histoire de la Chirurgie. L'auteur donne les principales preuves de son antiquité , et fait connoître sa constitution , son ancienne célébrité , ses révolutions , sa décadence et sa chûte ; il jette un coup-d'œil rapide sur les premiers médecins qui l'ont illustrée ; il arrive aux chirurgiens italiens dont il analyse les ouvrages ; Roger , Théodoric , Salicet sont passés en revue.

Tandis que ces chirurgiens établissoient dans leur patrie la chirurgie arabe , cette même science s'introduisoit en France avec le secours de deux peuples , les Juifs et les Sarrazins, qui en étoient devenus les dépositaires après, la ruine d'Alexandrie. De là naquit l'école de Montpellier, dont Peyrilhe trace l'histoire avec le même soin qu'il a employé pour celle de l'école de Salerne. Il nous apprend que la première existoit sans ordre, sans règle de discipline, lorsqu'en 1220 le cardinal Conrard jeta les premiers fondemens de on organisation.

Lanfranc est apprécié comme chirurgien et comme historien; il résulte de l'analyse de ses ouvrages que les services qu'il a rendus à l'art sont absolument nuls, si on les mesure sur les connoissances actuelles, mais que leur importance n'est plus douteuse, quand on les envisage comme l'étincelle long-tems attendue qui excita nos pères à l'étude de la chirurgie. Auquel des deux corps, de la médecine ou de la chirurgie, alors existans, appartient Lanfranc? telle est la question qu'agite Peyrilhe.

L'origine, le sujet, la durée et la fin des débats réciproques entre la faculté de médecine et le collége des chirurgiens de Robe-longue, ne pouvoient manquer d'occuper une place particulière dans l'histoire de la chirurgie. Nous ne suivrons pas Peyrilhe dans tous les détails que lui ont fournis des querelles aussi longues, dictées par la jalousie et l'animosité. et qui n'ont fini que par la destruction de l'une des deux compagnies rivales, celle des chirurgiens de Robe-longue. Contentons-nous de présenter le résultat de ses recherches qu'il termine ainsi : « Ceux qui consulteront après nous les titres allégués par les deux partis, se convaincront, comme nous en sommes convaincus nous-mêmes, 1°. que les chirurgiens du collége de St-Louis, de Robe-longue, ou vieux chirurgiens (car ils ont été connus sous ces trois dénominations) ont toujours eu, depuis le treizième siècle jusqu'en 1657, époque à laquelle le procès finit, une école latine et des lecteurs

ou professeurs qui faisoient des leçons publiques ;
2°. que durant le même espace de tems les chirurgiens
ont toujours été en possession de conférer les grades
de licencié et de maître à leurs candidats, quoique le
titre ecclésiastique de cette possession ne remonte pas
au-delà de 1579, n'ayant été autorisé jusqu'à cette époque que par les édits et ordonnances de nos rois ;
3°. que le collége de chirurgie a joui du titre de faculté
depuis le commencement du quatorzième siècle, quoique ce titre ait été combattu et méconnu par le corps
de l'université, et que relativement à la puissance ci-
vile, ce collége a été de même ordre et a joui des
mêmes priviléges que les autres facultés ; 4°. que les
maîtres du collége de chirurgie ont toujours exercé le
droit exclusif d'examiner et de donner qualité à leurs
candidats qui se destinoient au plein exercice de la chirurgie, ainsi qu'à ceux qui se bornoient à quelqu'une de
ses branches ; 5°. enfin que les chirurgiens de Paris se
sont toujours gouvernés par leurs statuts, et qu'ils
n'ont jamais reconnu pour chefs et pour supérieurs que
les deux chirurgiens du roi au Châtelet de Paris, et
l'un de leurs membres élu prévôt, sans aucune dépen-
dance réelle de la faculté de médecine ou de l'université.

Peyrilhe témoigne le desir qu'il auroit de laisser
dans l'oubli les vils instrumens de l'ambition de la
faculté, les éternels rivaux de la chirurgie, les bar-
biers ; mais leur histoire ayant une connexion directe
et immédiate avec celle du collége de chirurgie, il a
fallu vaincre une répugnance légitime, en tracer avec
la même exactitude l'origine, les progrès et les usur-
pations, favorisés par les médecins, jusqu'au contrat
de 1577 et ceux qui suivirent.

Lorsque parut Guy-de-Chauliac, la chirurgie étoit
opprimée par un double fléau, l'ignorance générale et
la fureur des sectes; l'analyse de ses ouvrages prouve
les services qu'il a rendus à cette science. Ce fut vers
l'an 1442 que prit naissance en Italie l'art de réparer
certaines mutilations par des entes que le mutilé pre-
noit sur lui-même, ou qu'il empruntoit de quelque mal-
heureux porté par l'indigence à ce douloureux sacri-
fice. L'histoire de la vérole et des chirurgiens italiens
du seizième siècle forme une grande partie de ce volume; l'auteur revient ensuite en France, et fournit
une nouvelle carrière qui devient plus intéressante
pour nous.

« Depuis deux siècles, dit Peyrilhe, la France n'avoit
produit aucun écrivain de chirurgie, qu'elle pût opposer
à ceux dont l'Italie s'honoroit aux yeux de l'Europe
entière, lorsqu'enfin le célèbre Paré vint effacer l'es-
pèce d'opprobre, que cette longue stérilité sembloit
jeter sur sa patrie. En décrivant sa vie et ses travaux,
l'historien nous fait voir que tout est prodigieux dans
cet homme rare; il le considère d'abord comme écrivain, ensuite comme chirurgien militaire, et enfin dans
l'ordre de la société, et dans la carrière des honneurs.

On n'a jamais élevé à Paré un monument de gloire
plus solide et plus durable, que celui que lui consacre
Peyrilhe dans son histoire. Les disciples de Paré,
Thierry de Héry, Franco, Pigray, Guillemeau, re-
çoivent aussi le tribut d'éloges dû à leurs utiles travaux dans l'art de guérir. L'analyse de leurs ouvrages
donne une idée aussi nette que précise de leur doctrine.

Après s'être livré au plaisir de tracer les heureux
effets de l'influence de Paré sur son siècle et sur sa na-

tion ; après avoir fait connoître les grands chirurgiens
sortis de son école, et ceux qui furent autant instruits
par ses livres qu'échauffés par son exemple, Peyrilhe,
revenant sur ses pas examine et décrit l'état de la chirurgie chez les étrangers, en Italie, en Allemagne,
et analyse les ouvrages de ceux qui se sont le plus dis-
tingués par leur savoir. C'est ainsi qu'en joignant les
préceptes de l'art à l'histoire de ses restaurateurs, il
marche d'un pas ferme et soutenu vers la fin du seizième siècle, et prolonge ses recherches jusques dans
les premières années du dix-septième.

Voilà en abrégé sur quoi roulent les observations littéraires, historiques et critiques de l'ouvrage soumis à
notre examen. L'analyse, que nous venons de mettre
sous les yeux de l'académie, la rend autant juge que
nous du mérite et de l'importance du nouveau travail
de notre confrère, qui a su, en réunissant dans son ouvrage l'histoire de l'art et celle de la profession, présenter dans la première toutes les vérités et toutes les
erreurs que le tems a vu naître et mourir, et dans la
seconde le rang qu'a tenu la profession dans tous les
tems, le degré d'estime accordé à ceux qui l'ont embrassée, et le mérite personnel de ses promoteurs. Peyrilhe a su démêler cette infinité de nuances qui existent
entre les opinions, les méthodes, les procédés opéra-
toires ; il a su les détacher des livres qui les renferment et les unir au tout formé du rapprochement d'un
grand nombre de matières diverses, d'autant plus diffi-
ciles à fondre ensemble, qu'elles n'ont pour l'ordinaire
d'autre analogie que l'unité de leur objet, la santé.

Cette partie de l'histoire exigeoit d'autant plus de

sagacité, que les anciens, dessinant à grands traits, ont omis souvent des idées intermédiaires (1), et qu'on ne connoit pas avec assez de précision ni la valeur exacte des mots qu'ils ont employés, ni la forme des instrumens dont ils se servoient, ni enfin la juste signification des noms imposés aux parties sur lesquelles ils opéroient.

La loi pénible, mais non moins nécessaire qu'utile, que s'est imposée Peyrilhe, et dont il ne s'est jamais écarté, celle non-seulement de citer les autorités qu'il invoque, mais encore de transcrire souvent au bas des pages le propre texte des auteurs, prouve qu'en donnant son avis il a désiré qu'on fût à même de le juger.

Nous ne parlons pas de la diction de son ouvrage, parce que ses preuves à cet égard sont faites depuis long – tems. Tous ceux qui savent lire conviennent que le second volume, publié avec l'approbation de l'académie, présente le modèle d'un style mâle, serré sans être obscur, élégant et harmonieux dans certains endroits, abondant sans être diffus ; il ne dégénère pas dans la composition du volume que nous venons de faire connoître. Nous croyons donc et nous concluons que l'académie doit revêtir du sceau de son approbation le troisième volume de l'histoire de la chirurgie, et permettre à l'auteur de prendre à la tête le titre de conseiller du comité perpétuel de l'académie.

---

(1) *Gal. méth. méd. lib.* **IV**, *cap.* **IV.**

2°. Description d'un kiste particulier qui avoit des fonc-
tions analogues à celles du cœcum , trouvé dans le
ventre d'une femme scrophuleuse.

Ce kyste , situé en partie dans la région hyppo-
gastrique moyenne , et en partie dans l'iliaque gauche,
étoit ovale : son diamêtre vertical avoit cinq pouces,
et l'horisontal quatre ; l'épaisseur de ses parois varioit
depuis un pouce jusqu'à deux lignes ; ses connexions
étoient inférieurement avec le fond de la vessie , an-
térieurement avec le péritoine par des adhérences aussi
étendues que les faces antérieure et inférieure du kysté.
Les bords supérieurs et latéraux étoient libres , la face
postérieure étoit adhérente à deux portions d'intestin ,
dont l'une paroissoit être la fin du *jejunum* , et l'autre
le commencement de *l'ileum* ; au centre de la première
adhérence se trouvoit une ouverture circulaire de neuf
lignes de diamètre.

L'intestin s'arrêtoit au bord externe de cette ouverture , et ne plongeoit pas dans la poche ; le canal de
communication , formé par le kyste lui - même ,
avoit six lignes de longueur , c'est-à-dire , que sa
longueur répondoit à l'épaisseur des parois du kyste
dans cet endroit ; le segment supérieur de l'intestin, le
kyste et le segment inférieur étoient enduits des mêmes matières fécales ; ce qui prouve qu'elles étoient
versées par la portion d'intestin comprise entre l'estomac et le kyste , et reprises par la portion comprise
entre le kyste et l'anus ; la seconde adhérence n'offroit
qu'une union très-intime sans ouverture.

La structure du kyste étoit celluleuse, et chaque
petite loge renfermoit une matière de la consistance

des glandes maxillaires, brune - noire dans les unes, grise-blanche dans les autres.

On ne peut former que des conjectures très-vagues sur la naissance et l'accroissement de cette poche; étoit-elle le produit d'un *pincement* d'une portion d'intestin dans l'anneau du grand oblique? L'intestin pouvoit être rentré et l'inflammation avoir soutenu l'étranglement : la portion d'intestin affoiblie par l'inflammation auroit-elle cédé, et avec elle le mésentère, aux matières fécales, qui, à cause du rétrécissement de la voie intestinale dans cet endroit, ont dû faire effort pour les distendre ?

Cette poche étoit probablement fort ancienne; il n'a pas paru qu'elle lésât les fonctions; la nature l'avoit employée utilement à la conservation de l'individu qui la portoit; et il est très-certain au moins qu'elle ne doit pas être comptée parmi les causes qui ont donné la mort à cette femme. L'engorgement sanguin des poumons, des adhérences intimes de tout le droit, et d'une portion du gauche avec la plèvre ; une altération considérable du premier avec épanchement de sang, l'échymose des régions des jugulaires, l'état d'engorgement du cerveau, etc., nous ont montré assez clairement que la suffocation avoit été la cause immédiate de la mort.

3°. *Extrait d'une leçon sur le mouvement musculaire, lue à la société royale de Londres, en 1188, par* H. Gilbert-Blanc, *D. M. F. R. S.*

En 1791, Peyrilhe m'a confié cette traduction, qui est restée entre mes mains, et que je donne ici avec le propre texte de l'auteur.

Sous le titre simple et modeste de leçon , M. Blanc publie un superbe fragment de physiologie, de grandes vues sur l'économie animale , et quelques apperçus très-curieux et très-piquans de métaphysique.

L'objet énoncé dans le titre n'est ici que secondaire ; le mouvement musculaire est en quelque sorte le fil secret qui conduit l'auteur dans ses recherches, et dans le dévelopement de ses vues , sur un très-grand nombre des plus importantes matières dont se compose l'art de guérir.

Comme M. Blanc parle à des maîtres , il supprime tous les détails ; il n'énonce que les résultats qui n'ont d'autres liaisons entr'eux que celle qu'ils tirent de l'attention , de la réflexion , et sur-tout des lumières des auditeurs et des lecteurs.

Il seroit très-difficile de donner un extrait suivi d'un pareil ouvrage ; on ne peut qu'en recueillir quelques traits , les plus susceptibles d'être séparés du tout , en conservant une portion de l'intérêt qu'ils ont dans l'original.

L'auteur commence par des vues générales sur les propriétés de la matière , mine inépuisable , dont ce siècle a vu commencer l'exploitation ; et sur celle de la fibre musculaire vivante et morte , etc.

De cette idée encore hypothétique, que le mouvement musculaire est une propriété inhérente à la matière, M. Blanc infère 1°. que l'impulsion mécanique n'est pas la cause première du mouvement musculaire ; 2°. que ce mouvement ne peut pas dépendre d'une cause mécanique quelconque, et qu'il faut le rapporter aux premières lois de la nature : une expérience employée ici par M. Blanc , sous le seul rapport de mouvement musculaire, paroît susceptible d'être considérée avec fruit sous plusieurs autres rapports non moins importans.

Voici cette expérience : lé muscle fléchisseur du pouce dans un cadavre encore chaud a été rompu par un poids de vingt-six livres, tandis qu'un homme de même stature peut soulever par la flexion du pouce, et conséquemment par la force du même muscle , un poids de trente-huit livres ; il y a peut-être beaucoup de connexité, comme le pense M. Blanc, entre ce fait et les fractures de l'humérus par la seule action des muscles.

Je sens qu'on niera la réalité de ces fractures , et je conviens que leur possibilité n'est pas encore un dogme de l'art ; il est un juste milieu entre croire et nier : le septicisme philosophique, c'est ce juste milieu que prend ordinairement le sage. Ceux qui se sentiroient portés à méditer cette matière pourront consulter les transactions philosophiques (vol. 43. p. 242.), sur l'exemple que rapporte M. Amyand , d'un humérus fracturé par la contraction des muscles ; peut-être arriveront-ils à soupçonner que, dans les fractures qui arrivent quelquefois en apparence par des causes très-légères, les violences extérieures peuvent avoir été aidées puissamment par une brusque contraction des muscles.

Selon M. Blanc , chaque organe a son stimulus particulier ; celui du poumon est l'air respirable ; de-là découle la nécessité d'enfler les poumons des personnes suffoquées, étranglées, submergées, et de presser les côtés de la poitrine, de manière à imiter le mouvement alternatif de la respiration. L'auteur s'est convaincu par l'expérience, que tous les autres moyens de rappeler les asphixiés à la vie sont de peu ou de nul effet, en comparaison de celui-là.

Toutes les fonctions dépendent de la relation des dispositions particulières des organes, avec les stimulus qui les affectent; de ces dispositions naissent une sorte de faculté élective, une sorte d'instinct physique, (qu'on me passe l'expression), auxquels semblent soumises les opérations qu'exécutent les organes des animaux. C'est ainsi, dit l'auteur, qu'on voit les vaisseaux absorbans pomper certains fluides et en rejeter d'autres; par exemple, dans l'état de santé, les vaisseaux lactés pomper le chyle et repousser des portions de matière fécale, aussi subtiles, aussi solubles que le chyle lui-même : la surface interne de la vésicule du fiel est couverte de vaisseaux absorbans; dans l'état de santé, ces vaisseaux n'absorbent que le fluide qui sert de véhicule à la bile; dans certains états de maladie, ils pompent la bile elle-même. La surface du corps est parsemée de vaisseaux inhalans qui, destinés à porter dans nos corps divers fluides dissous dans l'atmosphère, semblent doués de la faculté de les choisir. Aujourd'hui une forte contagion variolique ne donne pas la petite vérole; demain la plus foible suffira pour l'inoculer, d'où cela vient-il? de ce que, dans un cas, les vaisseaux n'étoient pas disposés à telles ou telles absorptions, et qu'ils l'étoient dans l'autre; l'inoculation, continue M. Blanc, eût réussi dans le premier cas comme dans le second; ce rapprochement frappe d'autant plus, qu'il étoit dans l'esprit de tout lecteur, et qu'on ne fait ici que le soumettre à notre attention.

De ces faits et de plusieurs autres que nous omettons, M. Blanc conclut avec M. Hunter qu'il y a un centre ou siége de la vie plus esséntiel que le cerveau, et que ce centre est l'estomac. C'est aussi autour de ce viscère qu'Epicure plaçoit l'ame, et par conséquent une des sources de la vie.

Il seroit singulier (qu'on me permette d'en faire la remarque) qu'une fiction, qu'une hypothèse, hasardée il y a deux mille ans par un philosophe grec, devînt aujourd'hui parmi nous une de ces découvertes physiques, dont notre siècle s'énorgueillit.

L'auteur revient au principe qui donne la vie et le mouvement, et nous y revenons avec lui. Une nouvelle preuve, dit-il, qu'il existe une autre source de vie que les nerfs, c'est qu'une extrémité continue à vivre, quoique privée du mouvement et du sentiment, après qu'on a divisé le tronc des nerfs qui s'y distribuent, quoique le nerf ne soit pas régénéré ; il n'est pas inutile de remarquer ici que les Anglais ne rejettent pas l'idée de la régénération des nerfs, régénération que les expériences de M. Cruikshank paroissent confirmer.

Ici M. Blanc semble distinguer la vie naturelle qui a deux causes, de la vie simple qui n'en a qu'une. Cette dernière dure autant que l'irritabilité, et dure plus ou moins, à raison des causes particulières de la mort de l'individu. Un saumon qu'on tire de l'eau, et qui meurt par la simple privation de son élément, perd ses deux vies en moins d'une demi - heure ; le même poisson, dont on écrase la tête à grands coups, conserve la vie simple ou l'irritabilité pendant plus de douze heures : quelle que soit la cause de ce phénomène, il est assurément très-remarquable.

Un autre phénomène, observé sur les animaux à sang chaud, fixe l'attention de M. Blanc; c'est que ceux de ces animaux qu'on fait mourir, après une grande dépense de leurs forces, ne deviennent pas roides après leur mort, et se putréfient très-promptement. Ce phénomène est très-commun; mais le rapprochement a ici tout l'intérêt de la nouveauté.

M. Blanc remarque que les fonctions de l'estomac et du cerveau sont en raison inverse l'un de l'autre; que dans l'hydrocephale, par exemple, dans la paralysie apoplectique, etc., l'estomac fait mieux ses fonctions, que lorsque le cerveau remplissoit les siennes.

Enfin M. Blanc observe que les organes sont dans une tension habituelle; que, sans cette tension, il n'y a point de mouvement musculaire : c'est dans cette tension, propre à chaque individu, que l'auteur inclineroit à chercher la source de la diversité des constitutions ou tempéramens, après avoir renvoyé dans les régions de l'imagination les divisions des tempéramens, enfantées par les humoristes et conservées par l'habitude. Comme une pareille opinion, une fois admise dans la théorie, ne tarderoit pas à beaucoup influer sur la pratique, elle appelle en même tems et la réserve et la réflexion.

J'aurai atteint, dit Peyrilhe, le seul but que je puisse me proposer dans cet extrait, si j'ai fait naître le desir de lire l'original.

N. B. Nous pourrions rendre compte d'autres manuscrits qu'a laissés Peyrilhe, qui sont conservés dans les archives de l'académie de chirurgie, et dont nous sommes dépositaires pour l'école de médecine ; mais, outre que c'est un bien dont il ne nous est pas permis de disposer sans son ordre, nous avons la confiance qu'un jour elle pourra les employer utilement, lorsqu'elle donnera suite aux mémoires de l'académie de chirurgie.

N. B. Le 8 fructidor de l'an **IV** républicain, Peyrilhe a fait présent à l'école de médecine de Paris, des manuscrits autographes de Guy-Patin, contenant 1°. des lettres latines adressées à différens savans de l'Europe, 2°. des réponses de plusieurs de ces savans et autres à Guy-Patin, 3°. des consultations latines du même, des traités particuliers, et quelques autres objets.

J'ai été chargé par l'école de lui donner une notice détaillée de ces manuscrits. Dans l'assemblée du 29 nivôse an V (le 18 janvier 1797), j'ai fait le rapport, auquel j'ai joint plusieurs réflexions et observations littéraires, historiques et critiques sur ces manuscrits. Peut-être un jour l'école jugera-t-elle à propos de rendre public ce rapport.

De l'Imprimerie de la Société de Médecine, rue d'Argenteuil, n. 211.